UNBROKEN

CHARLIE TANGO FITNESS

AVERTISSEMENT

La participation à tout programme d'exercice comporte un risque de blessure physique. Tu es fortement encouragé à consulter votre médecin avant de commencer ce programme. Votre l'engagement avec ce programme est à vos propres risques et, en s'engageant ainsi, vous acceptez que, dans la mesure où la loi le permet, vous assumez tous les risques de blessures et libérez et décharger CT FITNESS (et ses agents et employés) de tous et de toutes réclamations ou causes découlant de votre engagement dans le programme

BIENVENUE DANS UNBROKEN ™ !

Nous sommes sommes heureux de vous compter parmi les nouveaux membres de la communauté !

Dans ce programme de trois semaines, vos journées seront remplies d'échauffements, de séances de force primaire et de conditionnement et de fantastiques finisheurs conçu pour vous aider à acquérir la force, le conditionnement métabolique pour vous préparer à la vie ou à tout autre programme que vous allez faire après.

Veuillez faire de votre mieux pour suivre le programme tel qu'il est écrit.

Écoutez votre corps lorsqu'il s'agit de prendre un repos supplémentaire ou de modifier des mouvements que vous ne sentez pas, mais faites de votre mieux pour rester sur la bonne voie.

Nous sommes confiants vous réussirez.

Pour notre programme d'entraînement au poids du corps, veuillez démarrer un chrono et faire en sorte qu'il soit utilisé tout au long de votre formation.

La session entière prendra 60 minutes ou moins, et grâce à cette horloge, vous pourrez maintenir l'intensité et le stimulus appropriés.

SEMAINE 1

LUNDI

A. *Warm-Up :*
30 sec Inchworms — avance jusqu'à posit° pompe
30 sec Plank Walk (droite)
30 sec Hollow Hold — Gainage inversé
30 sec Plank Walk (gauche)
30 sec Hollow Hold
30 sec Pompes
30 sec Air Squats — impulsion haut.

60-90 sec de transition puis…

B. Toutes les 3 min pendant 9 min (3 sets):
30 Fentes marchés
20/12 Dips

60-90 sec de transition puis…

C. TEST:
2 min MAX rep Burpees

60-90 sec de transition puis...

D. 3 Sets:
Skydivers (ou Supermans) x 10-15
Rest 30 sec
Tuck Rock to Tuck Sit x 10-15
Rest 30 sec
"W" Holds x 30 sec — (Superman bras plié pousse vers le ciel)
Rest 30 sec

MARDI

A. *Warm-Up* :

Lunge Matrix x 3 pas dans 3 positions différentes (avant, latéral, arrière) Fente avec rotation Buste.

Cat-Cow x 10-15 reps 4 pattes (Arrondir dos puis cambrere.)

Dragon Flags x 5 ABDO Levé de jambe

Dips x 10

60-90 sec de transition puis ...

B. 3 Sets:

60 sec Alternating Cossack Squats Squat sur côté-

Rest 30 sec

30 sec Plank Shoulder Taps Planche tape sur épaule

30 sec Glute Bridge Marches Sur le dos bassin levé gainé / Plié jambe.

Rest 30 sec

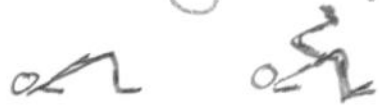

60-90 sec de transition puis ...

C. 3 Sets:

30 sec Jumping Squats

Rest 15 sec

30 sec Flutter Kicks Ciseaux jambe tendu.

Rest 15 sec

60-90 sec de transition puis ...

D. Challenge Gainage !

Maintenez la position de chaque planche pendant 60 secondes sans se reposer (si possible):

Prone Plank sur les mains, gauche, droite, sur les avants-bras

MERCREDI

A. 10 d'échauffement en trottinant

Suivi de ...

B. Toutes les 4 minutes, pendant 40 minutes (10 sets) For Times:

Courir 200 M @90% de ton PR sur 400 M
Courir 200 M @100% de ton PR sur 400 M

PR = Maximum

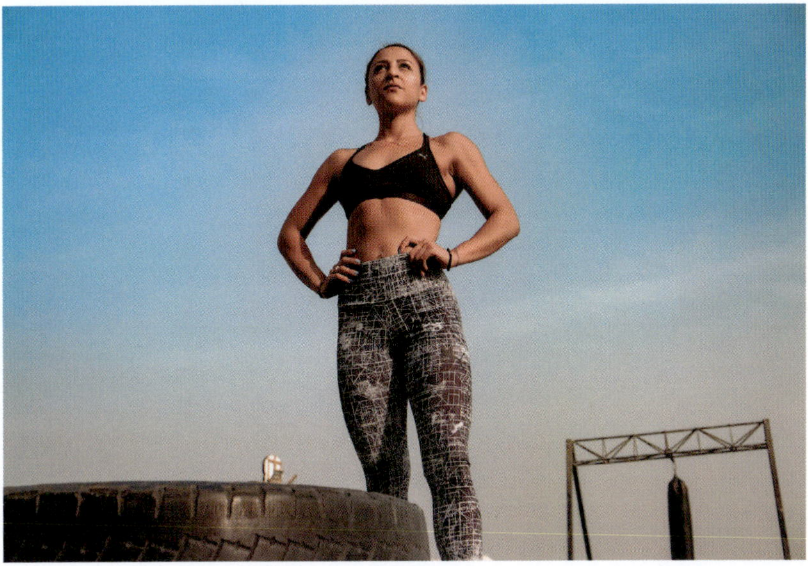

JEUDI

A. Stationary Sun Gods x 20 sec pour les 3 positions
Good Mornings avec élastique de résistance x 15
Side Plank avec Hip Circles x 10 + 10
Pistols x 10 chaque jambe
Rest 2 minutes puis ...

B. Cricuit de 5' minutes :
Montée sur une box à 1 jambe - 5/7 reps @
2222

Rest 2 minutes puis ...

C. Circuit de 5' minutes :
20 Jumping Jacks
20 M Bear Crawl
20 Straight Body Crunches
Rest 2 minutes puis ...

D. Circuit de 5 minutes :
Jumping Jacks x 20
Wall Climbs x 2-4 reps
Rest 2 minutes puis ...

E. 1 Set de :
Dragon Flags x 3-5
Rest 15 sec
Single-Leg Balance Holds x 30 sec (gauche)
Rest 15 sec
Dragon Flags x 3-5
Rest 15 sec
Single-Leg Balance Holds x 30 sec (droite)

VENDREDI

A.
60 seconds trottiner
20 seconds montée de genoux
20 seconds talons fesse
60 seconds sprint
60 seconds trottiner

60-90 sec de transition, puis ...

B. Chaque minute, pendant 8 minutes :
40 seconds de Alternating Lateral Lunges ou Cossack Squat
40 seconds de pompes Tempo @2111
40 seconds de planche de côté
40 seconds de planche de côté

60-90 sec de transition, puis ...

C. EMOM pendant 10 minutes (8 sets) :
5 Burpees
10 V-Ups ou Crunches

60-90 sec de transition, puis ...

D. 2 sets de :
60 sec de Dead Bugs
60 sec Bird Dogs

TEMPO @2111 = 2' sec pour descendre, 1' sec en bas, 1' sec pour remonter, 1' sec en haut

SAMEDI

Séance de course à pied

1 set de :

Run 1600 M @ 85% de ton PR sur 2 km
Run 800 M @ 90% de ton PR sur 2 km
Run 800 M @ 75% de ton PR sur 2 km
Run 1600 M @ 80-85% de ton PR sur 2 km

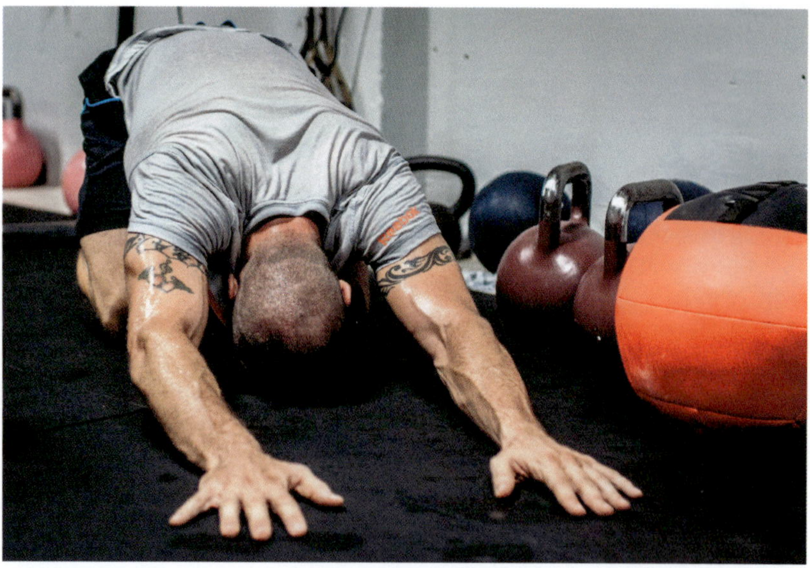

DIMANCHE

Repos & Jour de préparation

A. Mobilité
* Choisir 1-2 mouvement pour exercer sa mobilité thoracique pendant 5-10 minutes.

* Choisir 2-3 exercices la mobilité du bas de corps pendant 10-12 minutes.

* Choisir 1-2 exercices pour travailler mobilité du haut du corps pendant 5-10 minutes.

B. Nutrition
* Assurez-vous que vous avez des aliments de qualité préparés dans les quantités appropriées pour alimenter vos efforts pour le reste de la semaine.

C. Mental
* Différent pour chacun - pourrait être la méditation ou pourrait être de se réunir entre amis ; la clé est de s'engager dans des activités qui rendent votre vie pleine et vous aider à vous ressourcer.

SEMAINE 2

LUNDI

A.
Single-Leg Balance Holds x 30 sec (gauche)
Reverse Snow Angles x 30 sec
Inchworms x 30 sec
sit-ups x 60 sec

Rest 60-90 sec puis ...

B. Toutes les 90 sec pendant 12 min (2 sets) :
Station 1 - Deadlift sur une jambe x 10 chaque jambe
Station 2 - planche de côté x 30-40 sec par côtés
side
Station 3 - "W" Holds x 10 @ 1113
Station 4 - Push-Ups x MAX reps tempo @ 2222

Rest 60-90 sec puis ...

C. EMOM pendant 10 Min :
Nombre pair - 10 burpees
Nombre impar - L-Sit Hold

EMOM = every minute on the minute, toutes les minutes, pendant 10' min, effectuer le nombre de répétitions terminer. Le temps restant pendant la minute d'exercice est à prendre comme du repos.

MARDI

A.
EMOM pendant 4 minutes (2 sets) :
Station 1 - Air Squats (ou Pistols) x 20
Station 2 - Bear walk x 20

Rest 60 sec, et puis ...

B. Toutes les 2 minutes pendant 18 min (3 sets) :
Station 1 - Pronated Hang x 60 sec
Station 2 - Single-Leg Box Step-Ups x 6-8 chaque jambes @2222
Station 3 - Box Dips x 8-12 @22X1

Rest 60 sec, puis ...

C. Toutes les 90 sec pendant 6 minutes (2 sets) :
Station 1 - Reverse Snow Angels x 10 @ 3030
Station 2 - Dragon Flags x 3-5

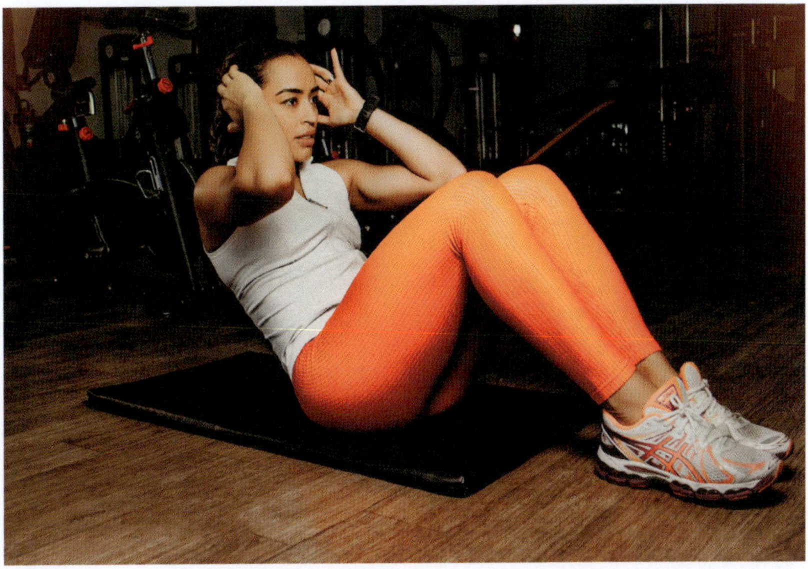

MERCREDI

A.
Stationary Sun Gods x 20 sec pour les 3 positions
Scapular Push-Ups x 10
Fentes latéral x 10
Plank Walk x 20 pas dans chaque direction
Dips x 10
Mountain Climbers x 20-30

Rest 60 sec, puis ..

B. 3 rounds pour un max de reps :
30 sec Air Squats
Rest 30 sec
30 sec de Pompes
Rest 30 sec
30 sec de V-Ups ou Crunches
Rest 30 sec
30 sec de Burpees
Rest 30 sec
30 sec de Mountain Climbers
Rest 30 sec

Rest 60 sec, puis ...

C. 2 sets de :
Tuck Rock to Tuck Sit x 10-15 reps
Single-Arm Tricep Extensions avec élastique de résistance ou sac à dos x 10-15 reps par bras

JEUDI

A.
10-Minute d'échauffement en trottinant

B. For time :
Run 6 km @ 80-85% de ton PR sur 8 km

Cet effort ne doit pas être maximal, alors prenez votre PR sur 8 km diviser le par 1,5.

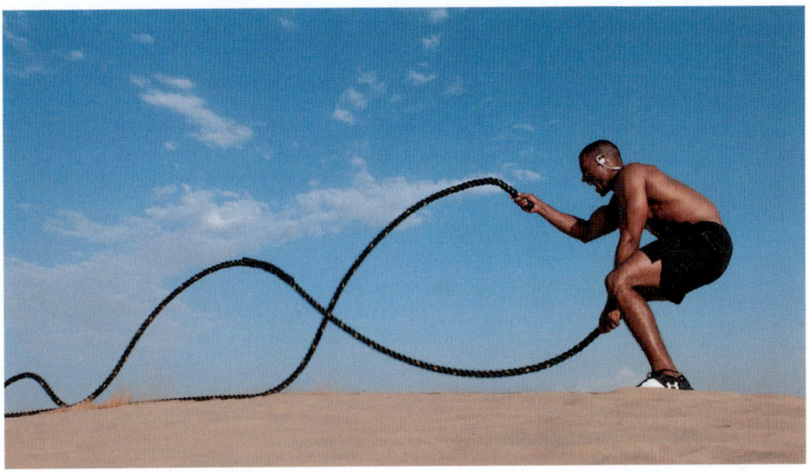

VENDREDI

A. Tabata , 2 Sets :
(20 sec/10 sec rest)

- Fentes
- Hollow Hold
- Plank Shoulder Taps

Rest 60 sec, puis ...

B. Circuit de 8 Minutes:
5 Burpee Box Step-Overs
10 Push-Ups (ou inverted push-ups sur une box)
20 fentes marchés
40 M Bear Crawl

Rest 2 minutes, puis ...

C. Circuit de 8 Minutes :
10 Russian Step-Ups (10 chaque côté)
20 Jumping Jacks
30 Flutter Kicks
40 Mountain Climbers

Rest 2 min, puis ...

D. 3 Sets:
Gainage planche sur un bras x 30 sec
Superman Hold x 30 sec
Gainage planche sur un bras x 30 sec
Hip Bridge Hold x 30 sec

SAMEDI

Toutes les 3 min, pendant 30 min (10 sets) for times de :
Run 200 M @ 105% de ton PR sur 400 M

• •

DIMANCHE

Repos & Jour de préparation

A. Mobilité
* Choisir 1-2 mouvement pour exercer sa mobilité thoracique pendant 5-10 minutes.

* Choisir 2-3 exercices la mobilité du bas de corps pendant 10-12 minutes.

* Choisir 1-2 exercices pour travailler mobilité du haut du corps pendant 5-10 minutes.

B. Nutrition
* Assurez-vous que vous avez des aliments de qualité préparés dans les quantités appropriées pour alimenter vos efforts pour le reste de la semaine.

C. Mental
* Différent pour chacun - pourrait être la méditation ou pourrait être de se réunir entre amis ; la clé est de s'engager dans des activités qui rendent votre vie pleine et vous aider à vous ressourcer.

SEMAINE 3

LUNDI

A. Warm-Up :
Lunge Matrix
Inchworm Walks
Mountain Climbers
Inverted Crunches
Hamstring Curls
Medball Alligator Crawl

60-90 sec de transition, puis ...

B. Toutes les 90 seconds pendant 12 minutes (2 sets):
Station 1 - fentes latérales x 20 reps
Station 2 - "W" Holds x 15 @ 1111
Station 3 - Dips x 20
Station 4 - Hollow Hold x 60 sec

60-90 sec de transition, puis ...

C. Autant de répétitions que possible en 10 minutes:
100 m Run
30 m Bear Crawl
15 Burpees

MARDI

A. Circuit de 5 minutes :
10 Tuck Rock to Tuck Sit
10 Scapular Push-Ups
10 Air Squats

Rest 60 sec, puis ...

B. Circuit de 5 Minutes :
20 fentes marchés
2-3 Wall Climbs
15/10 Box Dips

Rest 60 sec, puis ...

C. Circuit de 5 Minutes :
20 Russian Step-Ups (10 chaque côtés)
15 Ceiling Reaching Ab Crunches
20 Jumping Jacks

Rest 60 sec, puis ...

D. Circuit de 5 Minutes :
30 Mountain Climbers
10 Superman to Hollow Rolls (5 dans chaque direction)
10 Tuck Jumps

Rest 60 sec, puis ...

E. Circuit de 5 Minutes :
20 Single-Leg Hip Bridges (10 chaque côtés) @ 2011
20 Reverse Snow Angels @ 3030

MERCREDI

A.
800 M d'échauffement en trottinant

Suivi de . . .

B. 2 sets de :
Run 200 M @ 80-85%
Repos autant que nécessaire

Suivi de . . .

C. For TIme
Run 1600 M

Suivi de . . .

D.
800 M de course - retour au calme, tempo tranquille.

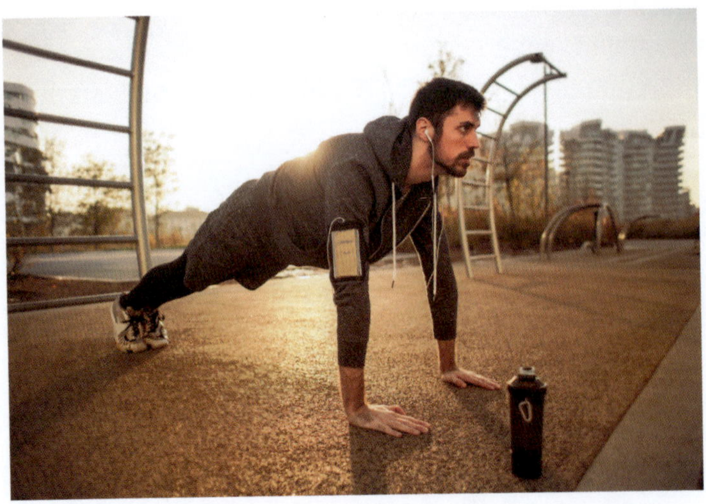

JEUDI

A. échauffement :
Cat-Cow x 30 sec
Single-Leg Balance Holds x 30 sec
Table Hold x 30 sec
High Kicks x 30 sec
60-90 sec de transitions, puis ...

B. Toutes les 2 minutes pendant 8 min (2 sets chaque jambe):
Station 1 - Single-Leg Box Step-Ups x 8-10 (jambe gauche) @2222
Station 2 - Single-Leg Box Step-Ups x 8-10 (jambe droite) @2222
60-90 sec de transition, puis ...

C. Tabata (20s/10s rest)
Compléter 4 sets d'un mouvement avant de passer au prochain :
Station 1 - Push-Ups x 4 sets
Rest 60 sec
Station 2 - Squats
Rest 60 sec
Station 3 - Burpees
Rest 60 sec
Station 4 - Mountain Climbers
60-90 sec de transition, puis ...

E. 2 Sets (pas de repos) de :
Gainage planche (gauche) x 45 sec
Gainage planche (droite) x 45 sec

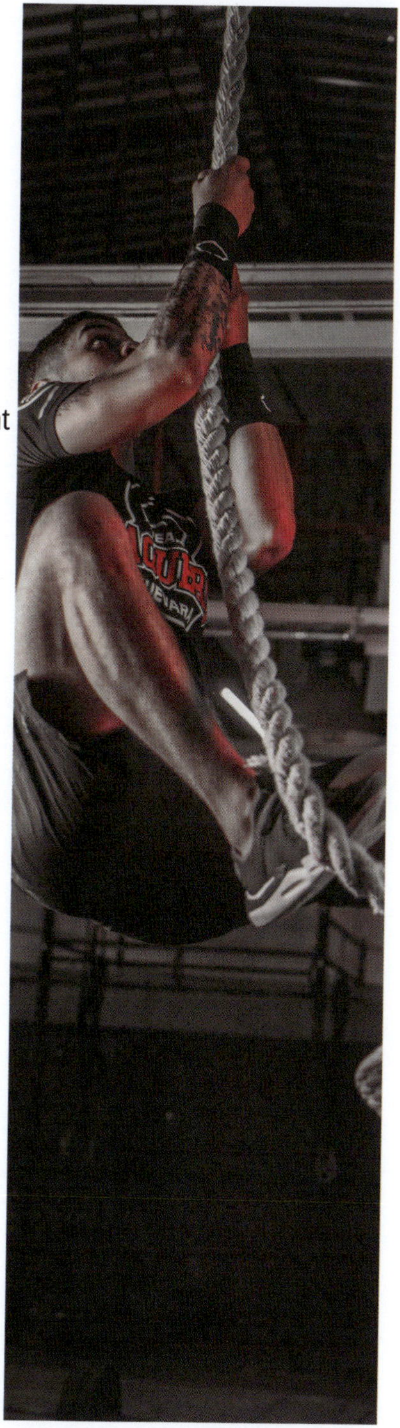

VENDREDI

A. échauffement :
60 sec Pronated Hang
60 sec Hip CARS x 3 reps par côtés - par direction @ 5s cercle
60 sec Pronated Hang
60 sec Squat Therapy @ 3211

Rest 60 sec, puis ...

B. Toutes les 2 min pendant 12 min (2 sets) de :
Station 1 - Single-Leg Box Step-Ups x 5 chaque jambe @2222
Station 2 - Wall Slides x 6-8 tempo @3131
Station 3 - Dragon Flags x 3-5

Rest 60 sec, puis ...

C. AMRAP en 2 min (test du jour 1 - semaine 1) :
Burpees
Rest 2 min
AMRAP en 1 min :
Squat Thrusts
Rest 60 sec, puis ...

D. 2 Sets de :
Toutes les 90 sec pendant 6 min (2 sets):
Station 1 - Single-Arm Banded Triceps Extensions x 10 tempo @1131
Station 2 - "W" Holds x 10 tempo @1115

SAMEDI

Pour le rythme et l'efficacité :
45-60 minutes de course

Cet effort n'est pas une question de rapidité ou de distance que vous pouvez couvrir.

Au lieu de cela, je veux que vous vous concentriez sur le calme, la détente, la course et votre respiration.

Déterminez comment vous pouvez vous déplacer le plus efficacement et "sentir" le rythme de l'effort. Cette session devrait bien se passer, pas épuisante.

Si possible, fais cela à l'extérieur sur un vaste terrain ; j'ai grandi dans une région où rien n'était aussi paisible que courir en forêt.

Si vous avez un moniteur de fréquence cardiaque, veuillez noter votre rythme cardiaque à tout moment où vous perdez la capacité maintenir la respiration uniquement par voie nasale.

Cela vous aidera à apprendre à suivre le rythme lorsque vous n'avez pas l'accès à des moniteurs de fréquence cardiaque.

DIMANCHE

Repos & Jour de préparation

A. Mobilité
* Choisir 1-2 mouvement pour exercer sa mobilité thoracique pendant 5-10 minutes.

* Choisir 2-3 exercices la mobilité du bas de corps pendant 10-12 minutes.

* Choisir 1-2 exercices pour travailler mobilité du haut du corps pendant 5-10 minutes.

B. Nutrition
* Assurez-vous que vous avez des aliments de qualité préparés dans les quantités appropriées pour alimenter vos efforts pour le reste de la semaine.

C. Mental
* Différent pour chacun - pourrait être la méditation ou pourrait être de se réunir entre amis ; la clé est de s'engager dans des activités qui rendent votre vie pleine et vous aider à vous ressourcer.

LES MOUVEMENTS

HANGING FROM BAR

Chest to bar

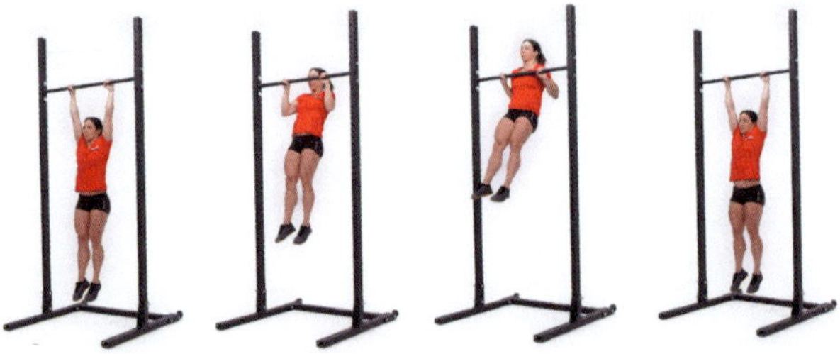

Kipping /butterfly kip

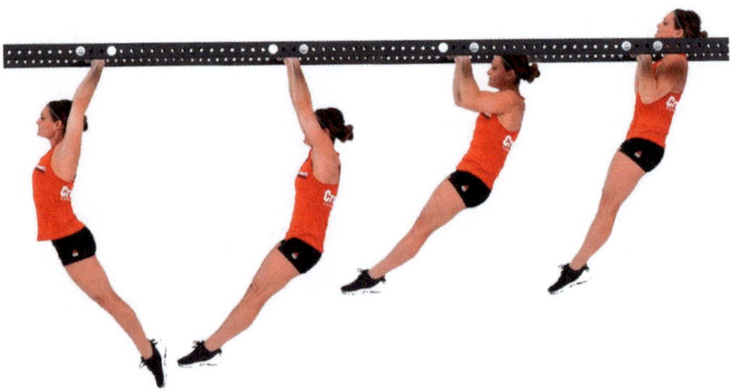

Knees to Elbows (K2E)

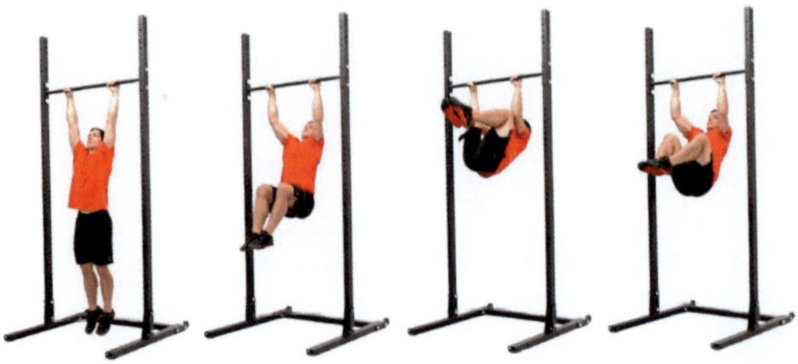

Toes to Bar (T2B)

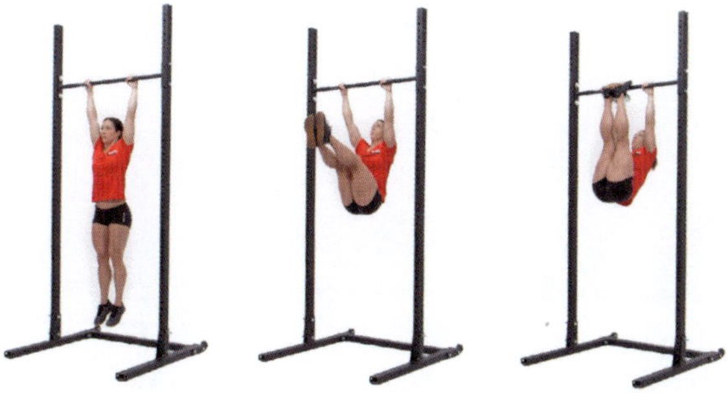

Rope Climbs

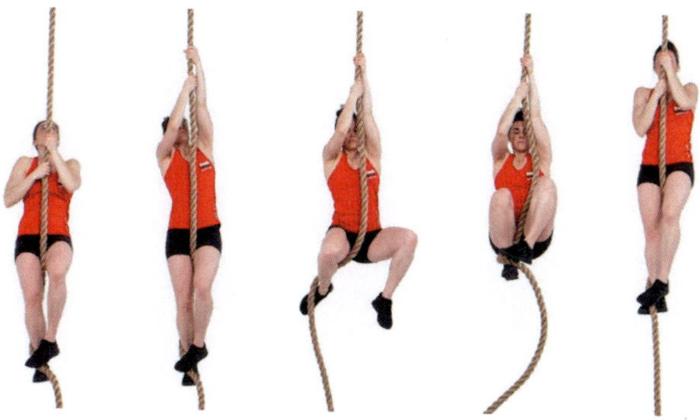

<u>**STRONGMAN**</u>

Sandbag Carry/Toss/Clean/Squat

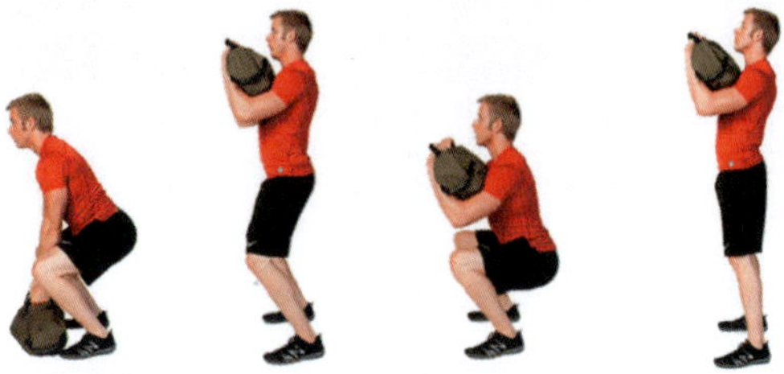

Battle Rope / Sledgehammer Hits

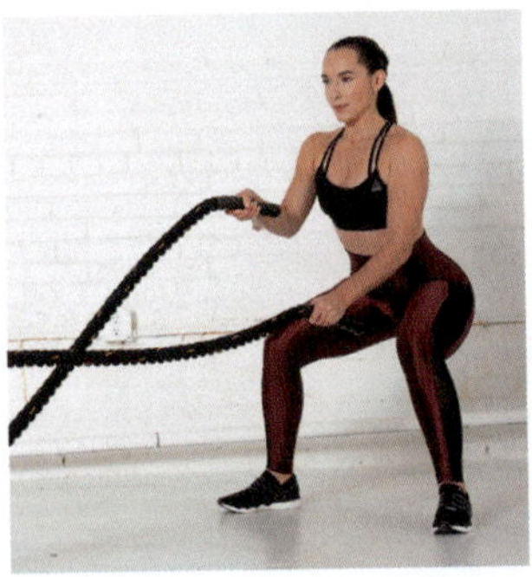

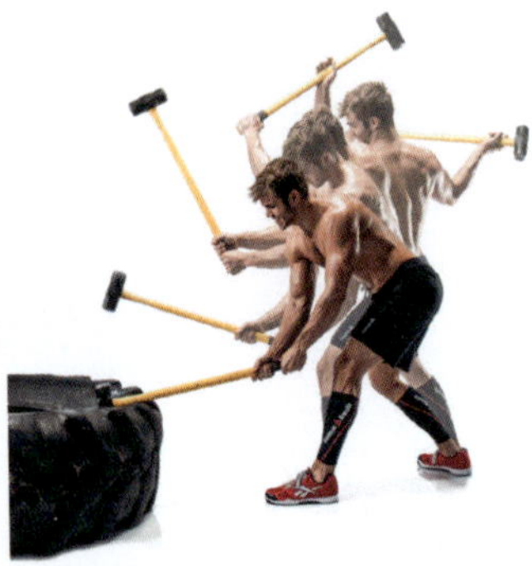

Sled push/pull

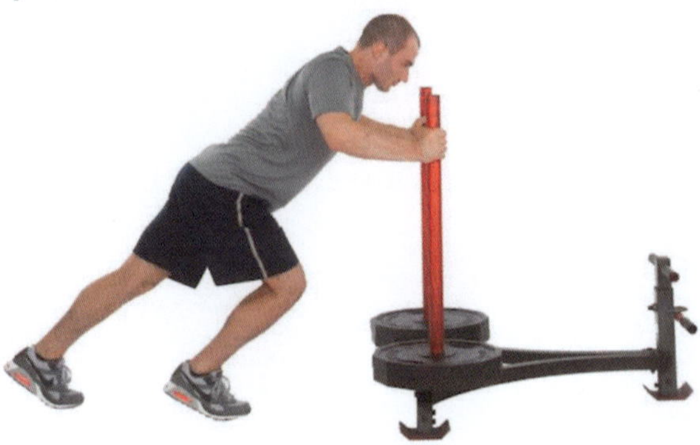

Tire Flip

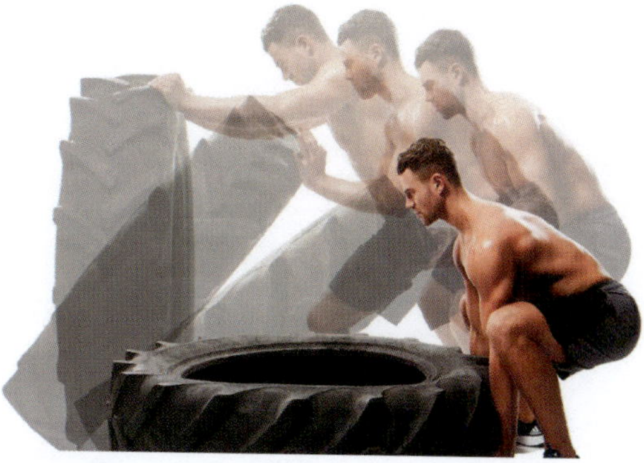

The Yoke

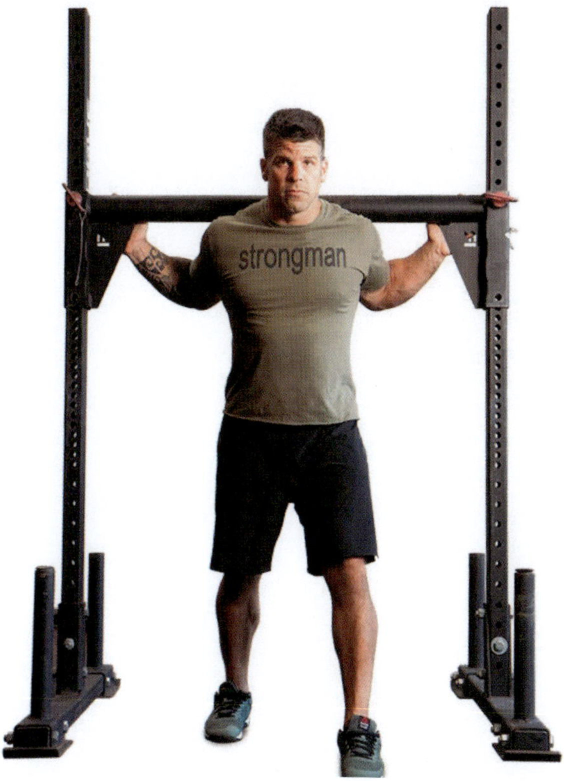

GYMNASTICS (movement in space)

Wall Climb / Wall Walk

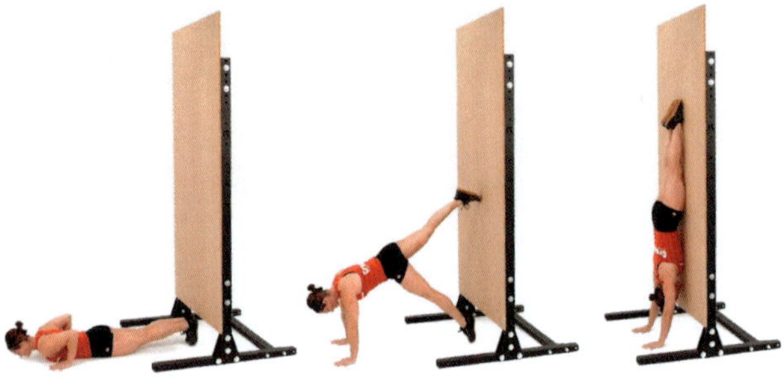

Pistol

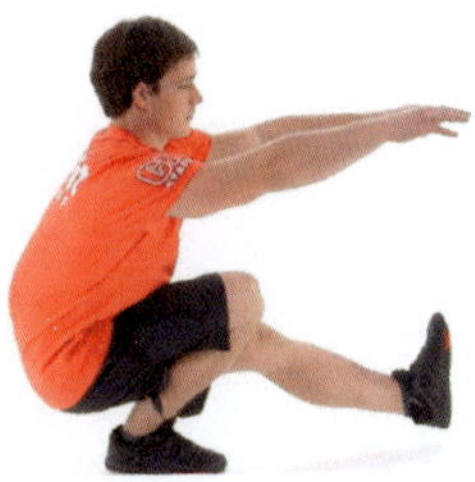

Handstand Hold /Handstand Pushup

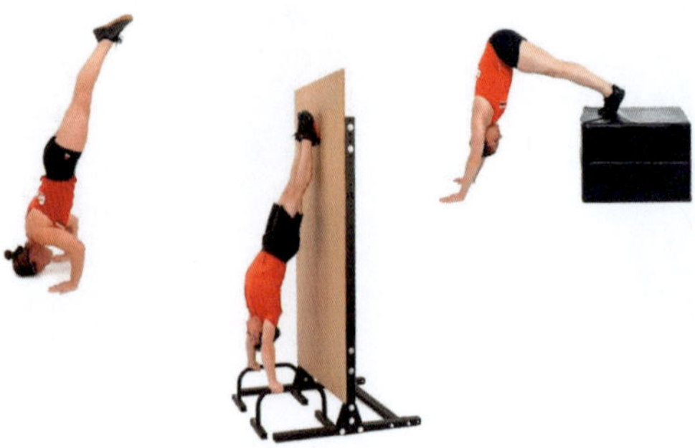

Skin the cat

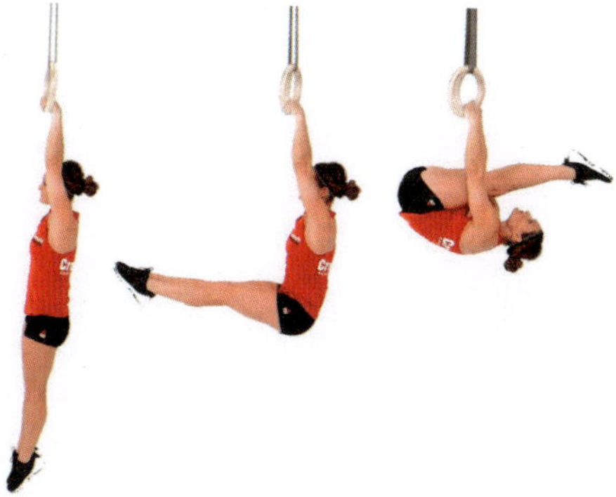

Muscle Ups > Bar and Ring

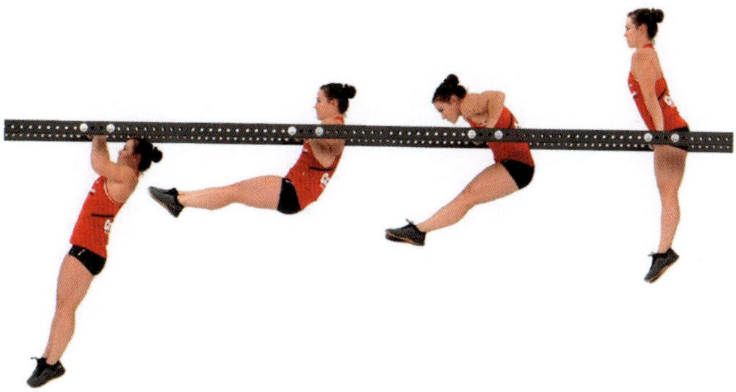

KETTLEBELL

Farmer Carry / Bottom Up Carry

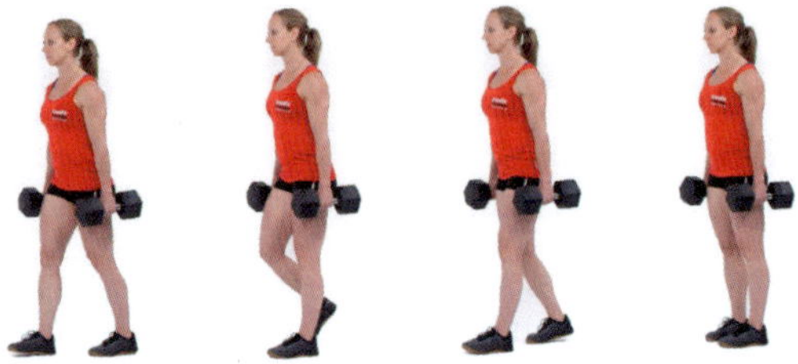

Front Rack Lunges

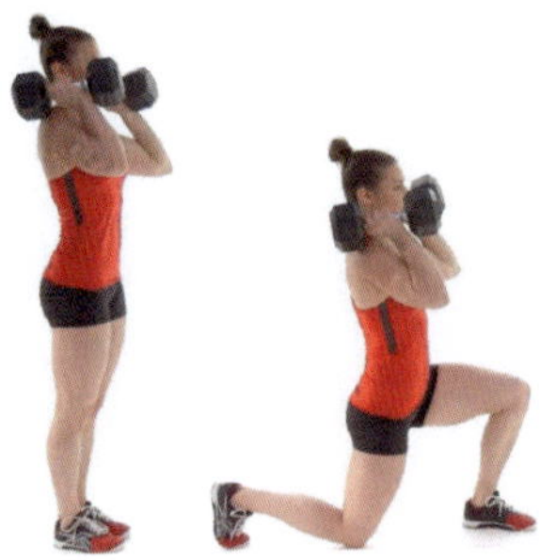

Goblet Squat

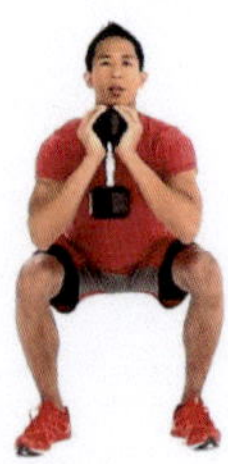

Renegade Row

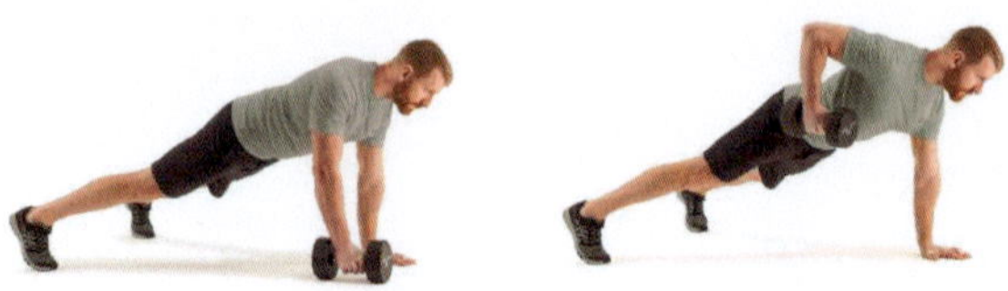

Russian Twist

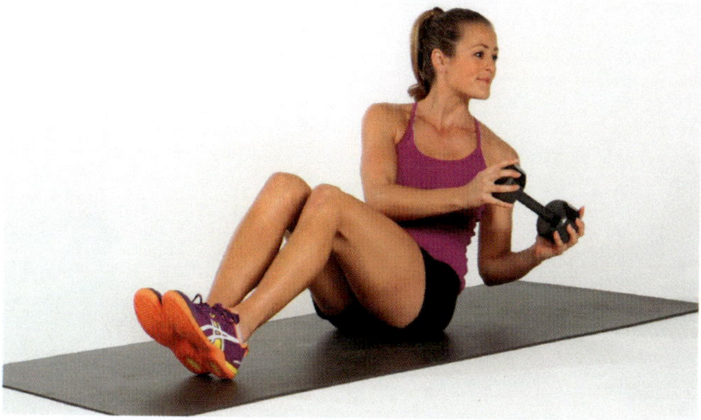

Turkish Getup

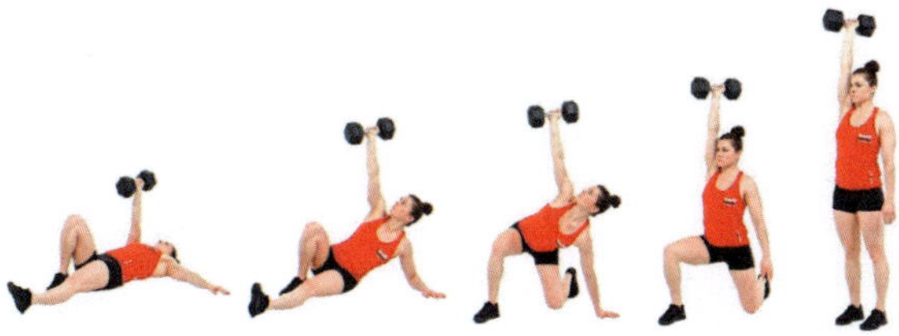

Windmill /Figure 8

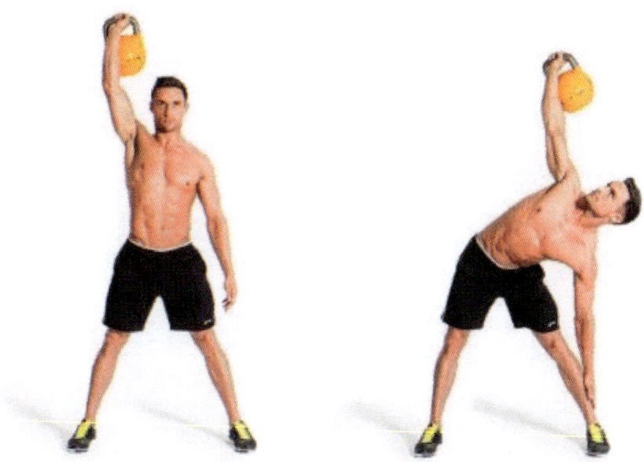

GENERAL

Burpees

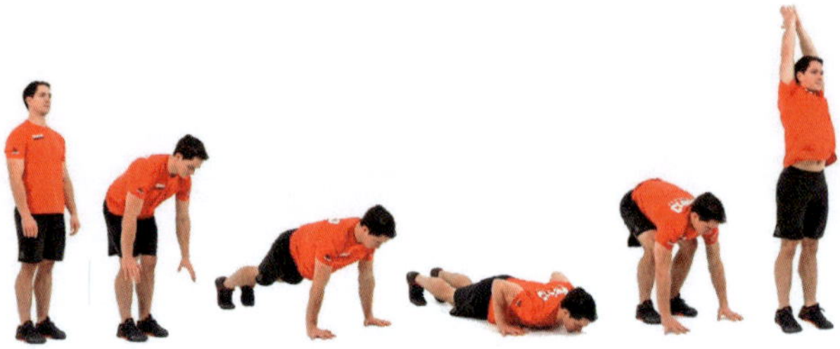

Box Jump

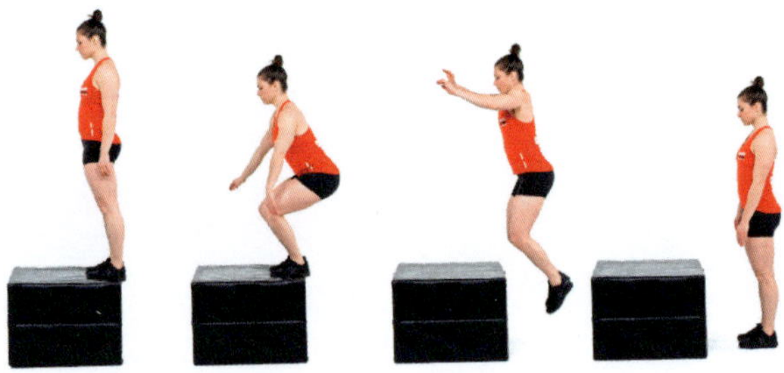

WallBalls (aka WallBall shots)

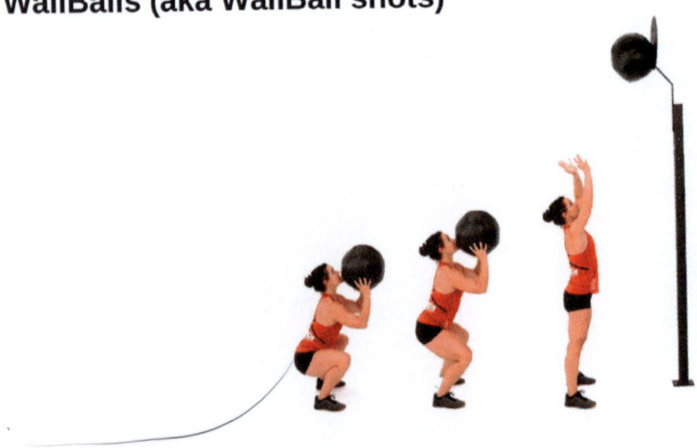

Slam Ball

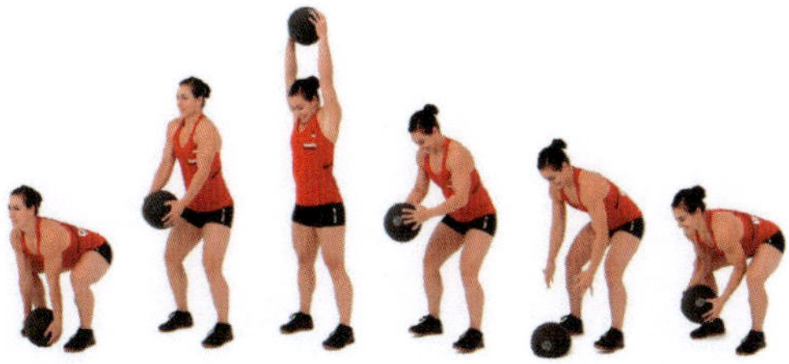

Double Unders (Jump Rope)

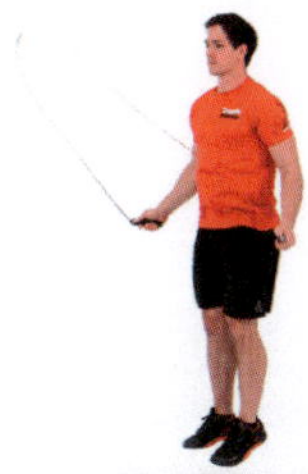

GHD (Glute and Hamstring Developer)

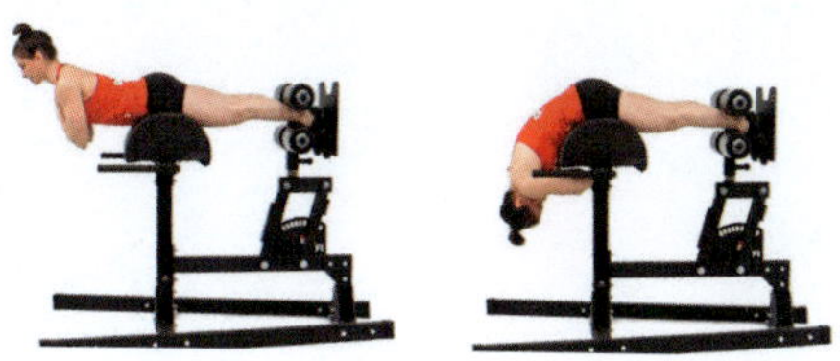

Situps

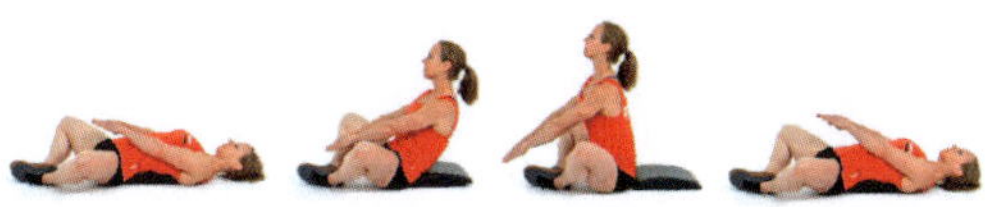

Dips

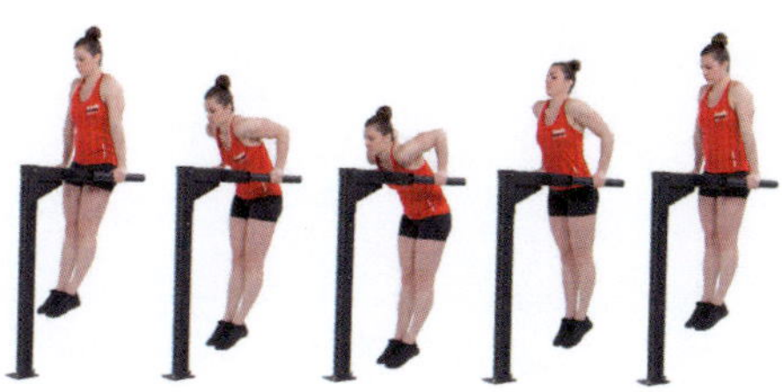

WARMUP MOVEMENTS

Good Mornings/Pass Through

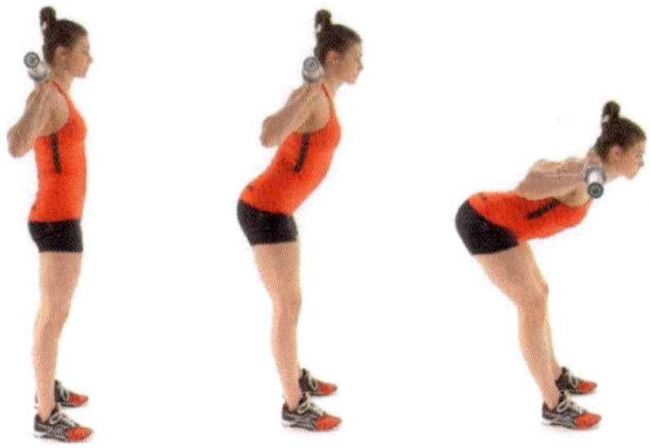

Superman

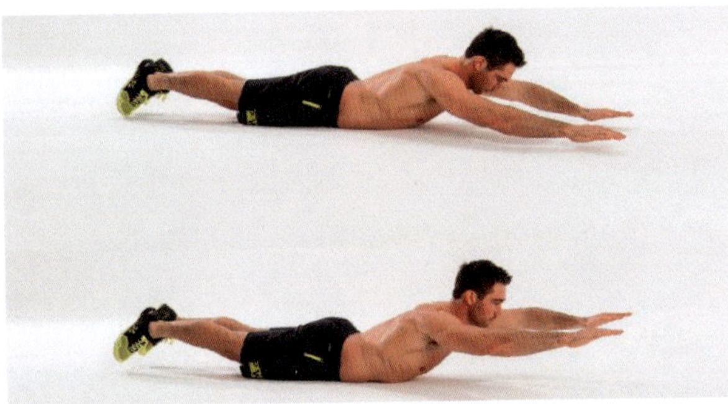

Hollow Holds/Rocks

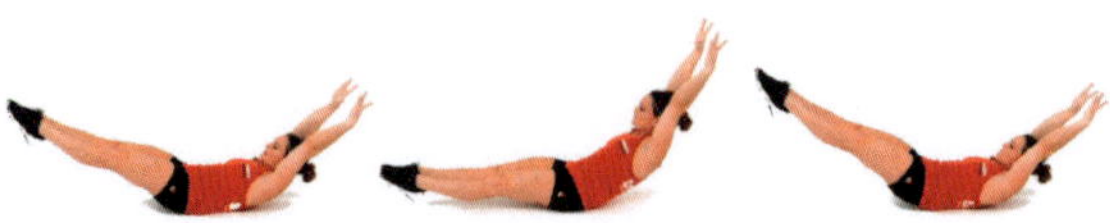

Tin Man / Couch Stretch

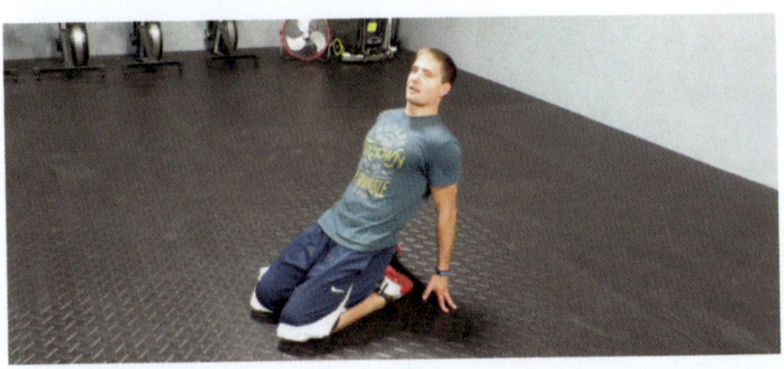

FÉLICITATIONS !

Si vous avez terminé le programme, félicitations, vous êtes officiellement un Crossfitter confirmé et vous devriez être vous sentir bien en ce moment !

Nous sommes plus qu'un simple site internet : nous sommes une équipe qui s'entraîne ensemble, un lieu d'apprentissage de la santé et du fitness et une communauté de personnes qui soutiennent, se motivent et s'amusent !

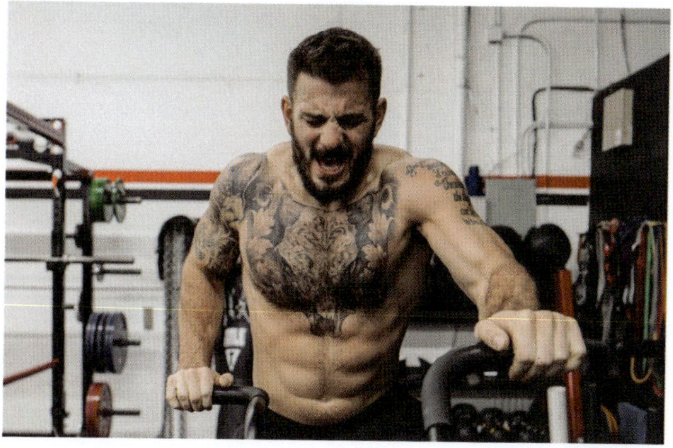

Printed in Poland
by Amazon Fulfillment
Poland Sp. z o.o., Wrocław

88736020R00027